TRAITEMENT

DES

AFFECTIONS DE L'OEIL

PAR L'EMPLOI DES VERRES COMBINÉS,

Par H. Philippe,

DE LONDRES,

OPTICIEN DE LA FACULTÉ DE MÉDECINE DE MONTPELLIER.

Paris. — 1847.

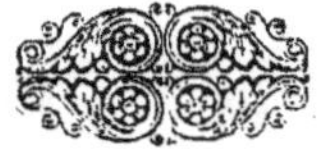

IMPRIMERIE DE BÉNARD ET COMPAGNIE,

PASSAGE DU CAIRE, N° 2.

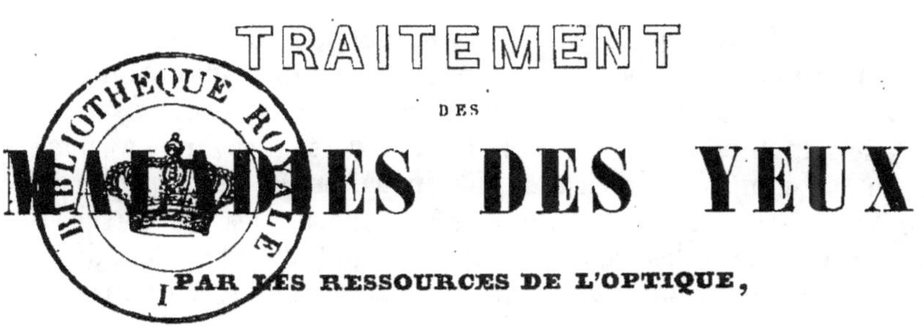

TRAITEMENT
DES
MALADIES DES YEUX
PAR LES RESSOURCES DE L'OPTIQUE,

Par H. Philippe,

de Londres,

OPTICIEN DE LA FACULTÉ DE MÉDECINE DE MONTPELLIER.

Oculos habent et non vident.
(*Paraphrase du psaume* 113.)

De tous les organes de l'homme, si celui de la vue est le plus précieux, le plus essentiel, il faut bien reconnaître aussi qu'il est le plus faible, le plus délicat, le plus exposé aux accidents, aux lésions et à toutes les causes d'altération et d'infirmités. Dès lors, il était naturel et nécessaire que dans l'ART DE GUÉRIR, l'*ophthalmologie* vînt occuper une place importante, en harmonie avec les besoins nombreux qu'elle est appelée à satisfaire. Mais qu'elles que soient les ressources propres à toute science, elles ont néanmoins leurs limites, et restent souvent impuissantes ou inefficaces par elles-mêmes en présence des bisarreries ou des caprices de la nature, si on n'invoque à leur aide les ressources de l'art ou de l'industrie qui est née de cette science et qui en est ainsi devenue le complément. — Cette vérité incontestable a tracé la direction des travaux de toute notre vie.

Pendant les dix années que nous avons régulièrement suivi les cliniques de l'*Hôtel-Dieu* de Montpellier, nos études se rapportaient spécialement aux maladies des yeux, et en présence d'un si grand nombre de lésions, d'affections et de difformités variées, en présence des traitements que l'*ophthalmologie* pouvait fournir pour les affaiblir, les calmer ou les guérir, nous avons compris toute l'utilité de notre *art*, et nous n'avons pas hésité à l'embrasser avec ardeur et dévouement.

1846

L'art de l'opticien ne jouit dans le monde ni du rang ni de la considération dont il est digne ; nous le savions, et néanmoins cette défaveur ne nous a pas arrêté, parce que nous savions aussi qu'elle s'appliquait moins à l'*art* qu'aux personnes qui l'avaient jusqu'ici réduit à la fabrication des instruments de physique et d'optique, se rangeant ainsi eux-mêmes parmi les manouvriers dont la routine et les exercices manuels sont l'unique domaine, et auxquels on refuse toute valeur intellectuelle, tout droit à l'honneur des arts libéraux. Nous avions une plus haute idée de la profession que nous allions embrasser. Pour nous, le véritable opticien devait être un homme exercé, qui connaît non seulement les différentes lois de la *dioptrique* et de la *catoptrique*, les instruments propres à les démontrer ; mais encore les divers actes de la *vision*, les nombreuses anomalies et lésions pathologiques dont cette importante fonction est trop souvent l'objet, et les moyens spéciaux d'y rémédier en beaucoup de cas.

Cette définition réfute à l'avance le reproche que l'on nous adresserait injustement de confondre l'*ophthalmologie* avec l'art de l'opticien ; nous sommes loin de tomber dans une semblable erreur. Nous comprenons très bien que la science de toutes les maladies du globe oculaire, et que le traitement médical ou chirurgical de la cataracte, de la fistule lacrymale, de l'iritis et des diverses inflamations de l'œil ne rentrent pas dans notre spécialité. Ce n'est donc pas une rivalité que nous prétendons élever au préjudice de la science médicale, nous venons plus modestement lui fournir des moyens curatifs *mécaniques* pour divers cas où elle est impuissante ou inefficace, tels que la myopie, la presbitie, la diplopie, l'heméralopie, l'amaurose, la nyctalopie et la plupart des maladies dinamiques de l'organe visuel.

Depuis longtemps, en présence de beaucoup de cas où les fonctions seules de l'œil étaient suspendues, diminuées, paraissaient abolies, et contre lesquels nous avons vu la médecine impuissante, nous avons pensé que la cause du mal pouvait se trouver dans la direction vicieuse des rayons lumineux. Si notre idée était juste et fondée, la guérison devait résulter de la rectification de cette direction vicieuse ; or cette rectification pouvait-elle être obtenue par la combinaison des verres suivant les lois de la dioptrique ? tel est le problême que nous proposâmes et que nous avons eu le bonheur de résoudre ; tel est le grand but que nous nous étions proposé et que nous avons heureusement atteint.

On comprend facilement par quel nombre infini d'essais infructueux et dispendieux il nous a fallu passer pour arriver aux résultats que nous avons obtenus. La recherche des foyers variés de différentes courbures de verres et une foule d'autres combinaisons nous ont occupé pendant plusieurs années avant de voir nos efforts et nos sacrifices couronnés par le succès.

Au reste, nous avons appris avec plaisir par les journaux étrangers, qu'en Belgique, un médecin distingué a porté aussi ses investigations sur un des cas spéciaux qui nous ont occupé depuis longtemps. Au mois de septembre 1840 M. le docteur Florent Cunier s'exprimait ainsi : « J'ai réussi dans *ces derniers* « *temps* à guérir ou du moins à modifier par l'exercice au moyen « de verres, et en diminuant chaque jour le foyer, puis enfin à « l'œil nu, plusieurs cas de myopie » après avoir constaté que les premiers malades guéris par nous datent de 1834, nous nous félicitons de la déclaration du savant docteur Belge qui est venu donner à nos propres travaux l'autorité de son talent et de ses expériences.

La nature de ce travail qui n'est qu'un simple précis, ne nous permet pas de donner les règles qui nous dirigent dans l'emploi des verres combinés ; les foyers divers de ces instruments de prothèse, les cas qui en nécessitent l'usage, les modifications obligées suivant les sujets, enfin l'exposé des moyens par nous trouvés pour arriver à de si beaux résultats. Cette obligation sera par nous remplie prochainement dans un travail spécial et plus développé, dans lequel nous exposerons les fruits de notre expérience et de notre pratique, ainsi que la théorie que nous nous en avons déduite, dans lequel nous nous expliquerons sur la composition première des verres divers, sur l'effet de la combinaison des foyers infinis, sur les changements progressifs et variables des instruments prothétiques. En ce moment, nous voulons seulement appeler l'attention sur un mode nouveau de guérir, par l'EMPLOI SEUL DES VERRES, quelques infirmités malheureusement trop répandues. Nous nous bornerons donc à exposer quelques notions préliminaires et générales, et à consigner quelques faits particuliers auxquels nous les avons appliqués.

Pour distinguer les cas où les instruments prothétiques sont applicables, de ceux où ils seraient inutiles ou même nuisibles, il nous paraît nécessaire de tracer un exposé rapide des caractères des maladies du globe oculaire.

Et, d'abord, il s'agit de savoir comment il convient d'examiner

cet organe, pour en apprécier les divers états normaux ou pathologiques. L'exposition de l'œil à la lumière ne saurait être un
objet indifférent à l'observateur : le jour ne doit pas être trop
vif ; car, en bien des cas, les malades ont une sensibilité très
grande, ce qui rend l'examen pénible ou impossible, autrement
que dans une demi-obscurité. Le jour doit venir d'une seule
lumière, afin de ne pas avoir des reflets fatigants ou des illusions
d'optique, par la multiplicité des faisceaux lumineux. Enfin, si le
plus souvent la lumière solaire suffit, en d'autres cas il est nécessaire d'avoir recours à des miroirs réflecteurs, des prismes, des
lentilles qui condensent les rayons lumineux : tel est le cas des
amaurotiques. Afin de constater les différents degrés de sensibilité de la rétine dans l'amaurose incomplète, on projette un fais-
ceau de lumière rassemblée par un miroir exposé au soleil ;
cette expérience permet de s'assurer de la contraction ou de
l'immobilité de la pupille, et par suite de l'état de la rétine.

L'observateur se place vis-à-vis le malade et tourne le dos à
l'ouverture de la chambre par laquelle le jour pénètre ; il exa-
mine l'aspect des yeux, leur fixité ou leur mobilité continue,
leur direction vers la lumière ou d'une manière indifférente vers
les points obscurs ou éclairés. Il constate la simultanéité d'action
de l'appareil visuel ou le défaut de concordance des globes oculaires, la forme et la saillie de ces organes, l'applatissement ou
la convexité de la cornée. L'opticien s'informera de la cause
organique de ces changements divers ; il cherchera si la saillie
de l'œil provient d'une courbure augmentée de la cornée elle-
même, les humeurs de l'œil, de la contraction des muscles intra-
orbitaires, de l'accroissement du coussinet graisseux dont le
fond des orbites est tapissé, ou de quelques tumeurs pathologiques.

L'état de la pupille occupera ensuite l'observateur. Cette ouverture est tantôt resserrée, tantôt dilatée : ces deux modes de la
pupille peuvent dépendre de l'extrême sensibilité congéniale ou
morbide de la rétine, — de sorte, que la diminution des
rayons lumineux est alors l'indication fondamentale ; — ou des
adhérences pathologiques contractées par l'iris ; ou bien, enfin,
d'un affaiblissement de l'organe sentant, ce qu'exprime ordinai-
rement l'élargissement de l'ouverture pupillaire. Il ne faut pas
croire que cette ouverture soit également disposée des deux cotés.
Plusieurs personnes nous ont présenté une inégalité remarqua-
ble sur ce rapport, et nous avons été conduit, d'après cela, non-

seulement à leur annoncer d'avance les lésions pour lesquelles elles venaient nous consulter ; mais encore à leur faire comprendre la raison des altérations de leur vue, dont ils ne pouvaient se rendre compte.

La couleur du fond de l'œil mérite ensuite l'attention de l'opticien. Est-il noir foncé ou verdâtre comme dans le glaucôme ? Est-il rougeâtre comme dans les congestions violentes et les amauroses congestives ? Il est important de distinguer les effets des rayons lumineux dans les chambres oculaires, car les images qui y sont peintes, revêtent des caractères particuliers et susceptibles de faire reconnaître une amaurose d'une cataracte noire ou commençante. Tel est aussi le moyen physique dont le professeur Sanson s'est servi pour arriver à ce diagnostic.

Ainsi examiné à la faveur des connaissances des lois de l'optique, l'appareil de la vision fournira, à l'observateur, la connaissance de son état normal, ou des différentes maladies dont il peut-être atteint. Ces altérations sont, ou des lésions physiques et traumatiques, parmi lesquelles on rencontre les vices de naissance, les blessures diverses ; ou des lésions organiques, comme la cataracte, les ophtalmies, les taches, l'hypopyon, le glaucôme, le staphylôme, enfin, toutes les altérations profondes et lentes des tissus oculaires ; ou bien, enfin, des lésions purement dynamiques, dans lesquelles les fonctions des différents milieux de l'œil n'ont subi aucun changement, aucune perturbation dépendant d'une dégradation anatomique.

Cette dernière classe est digne de toute l'étude de l'opticien, elle compose sa spécialité ; elle lui offre un champ fertile en applications prothétiques, champ où il peut modifier l'action vicieuse des rayons lumineux, cause fréquente des maladies de l'œil. Dans cette classe, nous rangerons *l'amaurose*, la *myopie* et la *Presbytie* ; c'est à ces trois affections que s'applique plus particulièrement notre traitement par LE SEUL EMPLOI DES VERRES ; aussi, croyons nous devoir donner ici un aperçu de ces lésions morbides et de leur diagnostic.

DE L'AMAUROSE.

Il n'est pas d'affection plus fâcheuses dans ses conséquences, plus multiple dans ses formes, plus rebelles aux moyens de la médecine et de la chirurgie, que *l'amaurose*. Affaiblissement à divers degrés de la vision, cette maladie se présente tantôt à un seul œil (*amaurose monocle*), tantôt aux deux yeux (*amaurose binocle*), selon le docteur Furnari. (*Traité prat., malad. des yeux,* pag. **200.**)

L'amaurose s'annonce pàr une répugnance considérable contre la lumière qui paraît rouge, éclatante, et constitue la *photopsie*; en certain cas, la couleur des corps n'est pas celle qu'ils ont réellement pour le commun des hommes; ainsi le rouge paraît bleu ou vert. Cette forme morbide a été appelée *chroupsie.* En d'autres circonstances, il s'agit d'un accroissement insolite de la faculté visuelle, c'est l'*oxyopie.* L'amaurose se manifeste encore sous des apparences différentes; telle personne voit constamment voltiger des mouches, des corpuscules, des toiles d'araignée, etc. *(myodepsie);* telle autre aperçoit toujours les objets doubles *(diplopie);* celle-ci fuit la lumière, et celle-là en recherche avidemment tous les rayons.

Mais, en général, ces diverses formes sont simplement l'annonce, le début de l'amaurose plus forte ou même complète. Ainsi, un malade vint nous consulter, au mois de mars 1842, pour obtenir de nous des verres, pensant n'avoir qu'un simple affaiblissement myopique de la vision. A l'inspection de ses yeux, à la sensation qu'il accusait de mouches ou de corpuscules voltigeant dans l'atmosphère, à la dilatation pupillaire, nous l'avertîmes de la véritable maladie qui le menaçait, et au lieu de verres qu'il nous demandait, nous l'adressâmes à un des habiles professeurs de cette Ecole, M. Serre, qui confirma notre diagnostic, et le guérit d'une amaurose commençante, à la faveur d'un traitement médical prolongé.

Lorsque l'amaurose est avancée, on remarque une faiblesse considérable dans les mouvements de l'iris, une sorte d'applatissement et de ramollissement de l'œil, une sensibilité peu vive pour la lumière. En même temps, les objets se peignent dans les milieux oculaires comme chez l'individu le plus sain, preuve que les chambres de l'œil sont intactes, et que la lésion affecte la partie sentante, ou la rétine le plus souvent. Aussi l'observateur aperçoit trois points lumineux, dont l'antérieur est direct et représente la forme de la flamme ou de la bougie que tient l'opticien; le second offre le même aspect, mais en sens inverse et dépend de la réflexion des rayons lumineux opérée par la capsule postérieure du cristallin qui agit comme un miroir concave, enfin, le troisième point brillant est postérieur, quoique produit par la réflexion des rayons sur la capsule antérieure, en raison des propriétés des miroirs plus ou moins convexes.

Nous avons remarqué en certains cas, que l'amaurose, tenait au mode vicieux selon lequel la lumière pénétrait jusqu'à la rétine : il nous a semblé reconnaître une altération de l'humeur aqueuse et vitrée, enfin une déformation du cristallin, de sorte que les rayons solaires se trouvaient diversement réfractés et réfléchis, éparpillés dans l'œil, et par suite dispersés ou confus. Nous avons fait cette remarque, surtout chez M. Gauthier, avocat de Lunel, qui vint nous consulter au mois de décembre 1838, pour l'affaiblissement amaurotique de la vue, contre lequel déjà plusieurs moyens médicaux avaient échoué. Il nous fut aisé de reconnaître une maladie déjà grave de la vision, et nous ne rassurâmes pas peu le malade, en lui promettant une amélioration prochaine, au moyen de l'usage des verres. Grâce à un traitement de plusieurs semaines, pendant lesquelles nous fîmes l'application de verres diversement combinés, suivant les règles auxquelles nous sommes parvenu après de nombreuses expériences, nous eûmes le bonheur de rétablir la vue de M. Gauthier, sans aucun autre remède. Les faits de ce genre nous ont convaincu de l'existence de plusieurs amauroses provenant de la distribution très vicieuse et fort multiple des rayons solaires, et, par suite, de la possibilité d'améliorer, ou même de guérir ces sortes de cas, à la faveur de verres convenablement disposés.

Au fait d'observation que nous venons de rapporter, il nous serait facile d'en joindre beaucoup d'autres, ayant pour sujet des personnes connues ou hautement placées ; nous nous contenterons de citer ici celui de M. Luthard à Montpellier, qui nous fut adressé par M. Vollage, chirurgien dans le 2ᵉ régiment du génie. Ce malade était atteint d'une faiblesse telle de la vue, qu'il lui était presque impossible de lire, et qu'il voyait toujours des corpuscules, des mouches volantes, des zig-zags brillants. L'examen des yeux et la connaissance des sensations visuelles, nous permirent bientôt de reconnaître la nature du mal et les moyens d'y remédier. Aussi, à la faveur de l'emploi de verres convenables, diversement combinés, et progressivement modifiés dans leur foyer, nous parvînmes à dissiper ce commencement d'amaurose, à rétablir la vue d'une manière complète ; de sorte qu'après trois semaines, M. Luthard eut la vision parfaite sans avoir besoin de verres.

Nous avons jusqu'ici parlé seulement de personnes chez lesquelles l'amaurose était commençante ; il nous est arrivé de rencontrer des sujets dont la *vue* était considérée comme *complète-*

ment perdue depuis plusieurs années, et sur lesquels nous avons obtenu des succès inespérés, à la faveur des verres combinés. Qu'il nous suffise de citer à cet égard le cas de M. Gastine, officier employé au port d'Agde, chez qui l'œil droit était sain, mais l'œil gauche se trouvait absolument impropre à la vision depuis plus de *dix années*. Au mois de mars 1842, ce malade vint nous consulter, et il ne fut pas médiocrement surpris de nous entendre lui promettre l'amélioration ou le rétablissement de la vue dans l'œil gauche, lui qui venait simplement nous demander des verres-conserves pour l'œil droit seulement! Ses espérances ne furent cependant pas trompées, car au bout de trois semaines. M. Gastine avait recouvré la vue qu'il conserve encore au moyen de verres convenables.

Ici, sans doute, il nous a fallu un traitement un peu plus prolongé que chez plusieurs autres malades dont la vue était simplement affaiblie : tel était le cas d'une personne qui nous fût adressée par M. le docteur Philippeau de Carcassonne. Peu de temps a été nécessaire à ce malade pour obtenir le rétablissement complet de sa vue déjà atteinte d'une amaurose commençante.

Toutefois, ces faits sont dignes du plus haut intérêt, puisqu'ils démontrent la possibilité de dissiper une maladie si rebelle jusqu'ici à tous les moyens thérapeutiques. Ils sont de nature à modifier considérablement la gravité du pronostic porté généralement sur l'*amaurose* même commençante. En publiant donc de pareils succès, nous croyons rendre un véritable service à la science pauvre jusqu'ici dans ses ressources, et aux nombreux malades dont le sort est si triste.

DE LA MYOPIE.

Cette seconde lésion oculaire mérite maintenant notre attention, tant par sa fréquence que par les résultats fâcheux dont elle est la source. Après avoir avancé que, dans cette maladie, les milieux de l'œil ne sont pas altérés, le docteur Bonnet s'exprime ainsi sur la cause de la myopie : « Cette cause peut être la compression par les muscles droits et obliques dont l'influence sur la forme de l'œil me paraît établie. Elle peut être aussi l'augmentation des humeurs de l'œil ; ces humeurs, en plus grande quantité que dans l'état normal, doivent exercer une tension sur les parois de l'œil, et allonger d'une manière permanente le diamètre antéro-postérieur. « (*Traité des sect. tendin.* ; 1841, pag. 221.) Mais, dominé par l'idée favorite qu'il a, le premier émise, le chirurgien en chef de l'Hôtel-Dieu de Lyon accorde à la contracture des muscles oculaires la plus grande part dans la formation de la myopie.

Cette thèse nous paraît plus ingénieuse que vraie, en certains cas; peut-être, la contraction permanente des muscles oculaires produit une sorte de myopie, mais le plus souvent ou ne peut admettre cette action. Les myopes ont l'œil très mobile, très libre, ce qui ne serait pas si les muscles se trouvaient constamment contractés; car en cet état ils gêneraient beaucoup les mouvements du globe oculaire. L'hérédité, si fréquente parmi les myopes, se rattache à une lésion des muscles de l'œil ou de sa portion sensitive. Quoiqu'il en soit, *les moyens chirurgicaux n'ont aucune valeur contre cette maladie*, et LES VERRES *convenablement disposés sont les meilleurs, ou pour mieux dire* LES SEULS MOYENS *pour rendre la vue exacte et régulière.* ·

Notre opinion et nos affirmations se trouvent parfaitement en harmonie avec les idées de M. le docteur Guérin, qui, dans une note adressée à l'académie des sciences, le 15 mars 1841, s'exprimait en ces termes : « Il existe deux espèces de myopie : la « *myopie mécanique* ou musculaire, et la *myopie optique* ou oculaire. La myopie mécanique résulte comme le strabisme de la « même espèce, de la brièveté primitive ou de la rétraction active des muscles de l'œil.... Le cristallin ne change pas de « forme pour s'adapter à la vue à différentes distances, ajoute « l'auteur, mais il change seulement de rapports avec la rétine « et la cornée transparente, dont il s'éloigne et se rapproche « alternativement. »

Si la myopie mécanique cède à la section des muscles intra-orbitaires, la myopie optique dépendant de la manière dont les rayons parviennent à la rétine, et des modifications sensitives et individuelles de cette membrane; il est possible, il est même presque toujours certain de rétablir la vision complète à la faveur de VERRES convenablement disposés.

La myopie, comme toutes les lésions oculaires, est fréquemment aggravée par l'usage de verres mal disposés ou non convenable à chaque cas morbide. Un homme de lettres des plus distingués nous en a offert une preuve trop probante, pour ne pas invoquer son autorité.

« Le soussigné se fait un devoir d'attester qu'il a eu besoin de recourir aux services de M. Philippe, à Montpellier, et qu'il a été également satisfait de la rare intelligence avec laquelle M. Philippe juge des défauts de la vue et de l'excellence des instruments qu'il fournit, soit pour la fortifier soit pour la conserver.

« Montpellier, 27 juin 1838.

« *Signé* MATTER,

Membre correspondant de l'Institut, Ex-Inspecteur général de l'Université. »

(Certificat légalisé.)

Le savant membre de l'Institut se trouvait atteint de myopie, beaucoup aggravée par l'emploi de verres inopportuns. Nous ne tardâmes pas à reconnaître la cause de cet affaiblissement visuel, et les verres convenables que nous lui offrîmes remédièrent à cette lésion.

L'influence de ces verres n'est pas d'une faible importance. Il ne suffit pas d'en prendre de biconcaves ; il ne suffit pas même d'agrandir actuellement la force visuelle, il faut encore appliquer des verres dont le foyer ne soit pas trop étendu, dont la divergence ne soit pas telle, que la vue perde de sa puissance première par une trop grande action des moyens de prothèse. *C'est ce que les gens du monde ne comprennent et n'examinent pas assez.* On ne comprend pas généralement combien il est difficile de rencontrer des verres dont le foyer soit parfaitement applicable à chacun des cas variés de myopie. « L'application des lunettes, dit le docteur « Furnari, mérite une attention toute particulière. Leur usage « imprudent ou mal dirigé peut occasionner un trouble et même « un dérangement des facultés visuelles. Tous les jours on voit « des personnes qui achètent au hasard des verres, qui s'en ser- « vent, fatiguent leurs yeux, modifient leur vue, et se rendent « complètement aveugles. *Il serait donc à désirer que ceux qui* « *ont besoin de lunettes s'adressassent à des hommes suffisamment* « *éclairés pour leur indiquer le verre qui convient à leur vue.* »

Nous sommes heureux de rencontrer dans l'ouvrage d'un médecin distingué l'approbation des idées que nous nous étions formées depuis longtemps, et à la propagation desquelles nous appliquons tous nos efforts.

DE LA PRESBYTIE.

La *presbytie* constitue une maladie opposée à celle dont nous venons de parler ; elle consiste dans la vue des objets à une grande distance, tandis que, rapprochés, ces objets paraissent confus et sans netteté. Résultat ordinaire de l'âge avancé et des exercices constants de la vue, la presbytie attaque surtout les hommes de cabinet. C'est parmi les hommes adonnés aux sciences, que nous l'avons le plus souvent rencontrée, et entre toutes les personnes qui sont venues pour nous consulter, nous rappellerons l'un des professeurs les plus célèbres de l'École de Montpellier, auquel nous sommes heureux d'avoir pu être de quelque utilité, comme il a bien voulu le certifier.

Nous faisons trop grand cas de l'opinion de l'ancien doyen de la faculté de Montpellier pour ne pas la consigner ici en entier.

« Je soussigné, chevalier de la Légion d'honneur, professeur à la Faculté de médecine de Montpellier, médecin de la Maison centrale de détention, déclare m'être adressé à M. Philippe, opticien, pour lui demander des moyens de prothèse contre la presbyopie dont je suis atteint ; avoir trouvé dans sa personne une profonde connaissance de la dioptrique qui se rapporte aux modes divers, et à l'histoire des différents systèmes de verres professés successivement jusqu'à ce jour ; de plus, une extrême habileté à reconnaître promptement et presque sans tâtonnement, les besoins actuels des organes examinés. En conséquence, j'ai donné ma confiance à M. Philippe, et j'en ferai la déclaration aux personnes qui me demanderont mon avis sur ces sortes de matières.

« En foi de quoi, à Montpellier, le 14 juillet 1838.

« *Signé* LORDAT. »

(Certificat légalisé.)

Chez l'habile professeur, la lésion oculaire était l'effet des études de cabinet autant que de l'âge, comme on le remarque fréquemment.

Nous avons aussi rencontré des sujets jeunes et atteints de presbytie ; et ici, l'influence des verres combinés suivant les règles que l'expérience nous a apprises, nous a permis souvent, non-seulement de renforcer la faculté visuelle, mais encore de dissiper toute lésion, et de rétablir complètement les fonctions oculaires. Parmi les nombreux exemples dont nous pourrions nous appuyer, nous citerons celui de M. Courp, jeune pensionnaire du collége royal de Montpellier, atteint d'un applatissement subit de l'œil qui le mit dans l'impossibilité de continuer ses études, car il ne pouvait même plus distinguer les caractères d'imprimerie. M. le professeur Delmas reconnut bien vite la maladie, et nous amena ce jeune homme pour lui appliquer des verres convenables. Son attente ne fut point trompée, car aussitôt le malade distingua bien mieux les objets, ce qui engagea M. Courp père à laisser encore son fils au collége, d'où il voulait le retirer, le considérant comme désormais impropre à toute lecture. Ayant donné l'assurance qu'à la faveur de la combinaison de plusieurs foyers de verres, nous avions plusieurs fois réussi à ramener des yeux affectés de la même manière, le jeune Courp nous fut confié, et au bout d'un mois d'applications successives de verres diversement combinés, nous eûmes le bonheur de rétablir complètement la vision et de rendre le jeune Courp à ses études.

Le jeune Courp, disons-nous, nous fut amené par l'habile professeur Delmas : nous ne saurions trop exprimer ici notre reconnaissance à l'égard de ce célèbre professeur, qui a daigné maintes fois nous aider de ses conseils et de ses lumières, et nous témoigner une bienveillance dont nous voulons montrer un exemple dans le certificat qu'il a bien voulu nous délivrer.

« Je soussigné, chevalier de la Légion d'honneur, professeur à la Faculté de médecine de Montpellier, chirurgien en chef de l'Hôpital-Général et du Dépôt de police, certifie que nombre de fois j'ai pu apprécier d'une manière avantageuse les connaissances de M. Henri Philippe, lorsqu'il a fallu remédier à quelque vice de la vision.

« Montpellier, le 16 juin 1838.

« *Signé* DELMAS. »

(Certificat légalisé.)

Le jeune Courp avait tenté d'abord de faire usage de verres mal appropriés, et n'en avait retiré que des désavantages très graves. Ce fâcheux résultat est bien plus fréquent qu'on ne pense dans le monde. Nous avons rappelé à cet égard l'opinion d'un habile oculiste-médecin, et nous pourrions l'appuyer de preuves nombreuses, parmi lesquelles nous citerons la suivante : Un négociant de Tours avait contracté une presbytie très prononcée par suite de l'usage de verres trop convexes. Arrivé à Montpellier, et ne pouvant plus supporter son infirmité, il s'adressa à nous. Il nous fut aisé de reconnaître la lésion oculaire et la cause de sa formation. Aussi, la modification appropriée des verres progressivement amenés au degré convenable, nous permit d'obtenir encore un nouveau succès, et ce négociant après quinze jours de traitement, n'eut plus besoin de verres.

A l'égard de la presbytie, comme pour l'amaurose et la myopie, nous avons rencontré des personnes atteintes de cette lésion visuelle depuis plusieurs années ; notre expérience et notre traitement par les verres ont suffi pour les guérir. Tel a été le cas de M. Adolphe Ladille, employé à la maison centrale de Montpellier, qui portait une cataracte commençante à l'œil droit avec sensibilité morbide de la rétine, et une presbytie telle de l'œil gauche, que depuis *dix ans* la vue était nulle de ce côté.

Nous employâmes d'abord des *louchettes*, puis des verres diversement combinés, enfin une série de moyens optiques, et nous parvînmes à rétablir la vision, au grand étonnement de M. Ladille, qui s'était habitué à ne plus compter sur l'œil gauche, et qui se voyait menacé de perdre la vue de l'œil opposé.

Nous invoquerons souvent dans cet opuscule nos recherches multipliées et notre expérience; les succès qu'elles nous ont procurés suffiraient sans doute aux personnes les moins crédules; toutefois nous aimons à rappeler ici le témoignage d'un illustre professeur de l'école de Montpellier, dont le talent est venu prendre à l'Institut la place qui lui était due.

« J'ai reconnu, par de nombreuses observations, que M. Henri Philippe avait acquis, par des recherches assidues et consciencieuses, des connaissances profondes en dioptrique, en catoptrique, et qu'il est très rare de rencontrer chez les opticiens ordinaires, chez ceux même qui jouissent de quelque réputation, comme fabricants d'instruments délicats. Il a surtout étudié, avec une rare sagacité, les circonstances les plus favorables à la vision nette et distincte, en prenant pour point de départ le foyer visuel le plus utile.

« Montpellier, le 20 juin 1839.

« *Signé* LALLEMAND. »

(Certificat légalisé.)

Parmi les nombreuses modifications que nous avons fait subir aux verres dans le but de remédier à la presbytie, nous signalerons la suivante. — Une dame de Béziers nous fut adressée, au mois de mars 1840, pour obtenir des verres convenables à l'état de sa vision qui était atteinte de presbyopie. Aucun opticien n'avait pu la satisfaire sous ce rapport, et elle s'était vue forcée de conserver les mêmes lunettes depuis *vingt-huit ans :* aussi, les verres en étaient presque entièrement dépolis, ce qui avait contribué à l'augmentation de la lésion oculaire.

Vainement nous offrîmes à cette dame des verres convexes de tous les foyers, aucun ne pouvait s'adapter à sa vue, et déjà elle se croyait pour jamais condamnée à l'usage de ses premières lunettes, quelque altérées qu'elles fussent, quand il nous vint à l'idée que l'opacité incomplète des verres était peut-être nécessaire à la vision chez cette personne. A peine, en effet, nous eûmes placé au-devant de ses yeux des verres convexes et dépolis au centre, que cette dame y vit très bien ! Nous crûmes pouvoir nous rendre compte de cet heureux résultat, en admettant une sensibilité très vive de la partie centrale de la rétine, et le besoin de faire porter les rayons lumineux surtout autour de ce centre.

Après trois semaines de traitement, cette dame avait une vue

très forte à la faveur de verres légèrement dépolis. Ce fait mérite
toute l'attention de l'oculiste ; il démontre que l'opacité incom-
plette des verres a une grande influence sur les lésions visuelles.
Il nous semble pouvoir en retirer certains avantages chez les
presbytes, les héméralopes, les nyctalopes, dans la photopsie et
plusieurs autres lésions oculaires.

Nous avons dit que la presbytie se montrait fréquemment chez
les gens de bureau, de cabinet, etc. Nous pensons que l'une des
causes principales qui favorisent le développement de cette maladie, était l'habitude de porter des lunettes ovales ou rondes. Lorsque l'homme adonné à la lecture, à l'écriture lève les yeux de sur
le livre ou le papier pour regarder les objets situés autour de
lui et à une certaine distance, il passe rapidement et fréquemment d'une portée visuelle à une autre, et fatigue ainsi continuel-
lement et progressivement sa vue. En outre, les lunettes dont le
presbyte se sert sont adaptées à la simple distance des objets dont
il s'occupe. Mais lorsqu'il regarde autour de lui, ses lunettes ne
sont plus appropriées à cette nouvelle distance, et il est obligé de
se servir de verres inutiles et fatiguants, alors que son infirmité
comporterait une absence de tout moyen de prothèse.

Ces circonstances étant bien avérées, il nous a paru convenable
de construire des *verres qui ont seulement les deux tiers de leur
forme et de leur étendue ordinaires.* De cette façon leur partie
supérieure manque, et lorsque le presbyte, occupé à des travaux
de bureau lève les yeux pour regarder les objets éloignés, il use
simplement de sa vue naturelle sans l'intermédiaire d'aucun
verre. Ces verres que nous appelons *verres tronqués*, ont déjà été
employés par plusieurs personnes, qui ont bien voulu nous en
faire les plus grands éloges ; le raisonnement confirme d'ailleurs
les avantages que nous leur reconnaissons. Que l'on ne nous ac-
cuse pas d'accorder une trop grande importance aux verres et aux
lunettes ; sans doute, si l'on s'en rapportait au peu d'attention
accordée généralement à ce genre d'instruments thérapeutiques ;
si nous considérions seulement les faibles secours qu'on a retirés
jusqu'ici pour la guérison des maladies du globe de l'œil, on
pourrait nous taxer d'exagération. Mais nous venons nous élever
contre le préjugé généralement répandu ; nous venons avancer
que l'influence des verres bien combinés, est susceptible de guérir beaucoup de cas morbides dont la médecine n'a jamais pu
triompher. Nous croyons avoir déjà démontré l'exactitude de nos
assertions par les succès authentiques que nous avons rapportés,

par les lésions graves dont nous avons triomphé à la faveur des verres. Qu'il nous soit permis encore d'invoquer à cet égard l'opinion d'un habile professeur.

« Je soussigné, chevalier de la Légion d'honneur, professeur à la Faculté de médecine de Montpellier, chirurgien en chef de l'hôpital civil et militaire de la même ville, certifie avoir reconnu chez M. Philippe, non seulement un homme versé dans tout ce qui concerne les instruments d'optique, mais encore une aptitude toute particulière pour distinguer à l'aspect de l'œil, le *genre de verres propres à remédier aux différents vices de la vision, ce qui est d'une haute importance dans le traitement des maladies du globe oculaire.*

Montpellier, ce 16 juin 1839.

Signé, SERRE.

(Certificat légalisé.)

A cette autorité nous joindrons celles de plusieurs autres honorables professeurs, parmi lesquels un lauréat distingué de l'Institut.

Nous soussigné, Professeur à la Faculté de Médecine de Montpellier, Chevalier de l'ordre royal de la Légion d'honneur, attestons avoir eu recours dans plusieurs circonstancs aux lumières et aux connaissances de M. PHILIPPE (Henri), à l'effet de remédier à des vices dans les organes de la vision. Nous nous plaisons à constater que nous n'avons eu qu'à nous louer d'avoir réclamé son expérience.

Fait à Montpellier, le 1er février 1845.

E. RÉNÉ.

Je soussigné, Professeur à la Faculté de Médecine de Montpellier, certifie que souvent dans ma pratique j'ai eu besoin, soit pour la conservation de la vue chez des sujets faibles, soit dans des cas de myopie et de presbytie, de trouver les secours de Dioptrique, propres à conserver la vue ou à remédier à ces vices, et je déclare que j'ai trouvé dans M. PHILIPPE (Henri) les connaissances les plus étendues et les plus exactes pour atteindre ces divers buts.

En foi de quoi j'ai délivré le présent certificat.

Montpellier, le 1er février 1845.

H. GOLFIN.

Le soussigné, Professeur à la Faculté de Médecine de Montpellier, etc., certifie avoir reconnu en plusieurs circonstances chez M. PHILIPPE (Henri), des connaissances approfondies de tout ce qui a eu un rapport direct ou éloigné avec la Dioptrique, et une aptitude peu commune dans ses applications aux maladies des organes de la vision.

En foi de quoi je délivre le présent, à Montpellier, le 1er otobre 1839.

R. D'AMADOR.

Le soussigné, Professeur à la Faculté de Médecine de Montpellier, déclare avoir reconnu chez M. PHILIPPE, une instruction solide et une habileté rare dans les diverses parties de son art.

En foi de ce, à Montpellier, 25 novembre 1839.

Estor, P. M. M.

(Tous ces certificats sont légalisés.)

Quant à présent, nous bornons nos affirmations aux trois affections du globe de l'œil que nous venons d'énumérer. Nous avons une plus grande tâche à remplir pour l'avenir ; nous n'y manquerons pas, et alors nous démontrerons que même, parmi les affections de l'organe visuel qui sont du domaine exclusif de la médecine, il en est qui peuvent être conjurées à leur origine, la *cataracte* par exemple ; et il en est aussi qui peuvent être guéries, dans certains cas, même à leur apogée, nous voulons parler du *strabisme*, par notre méthode de l'emploi des verres seuls.

Quoiqu'il en soit, si nous sommes parvenu aujourd'hui à faire sentir que l'art de l'opticien mérite plus d'attention et de considération qu'on n'est porté généralement à lui en accorder ; si nous avons pu faire comprendre qu'il existe des moyens simples, ni sanglants, ni médicamenteux, de remédier à une foule de maladies oculaires, nous aurons atteint le principal but que nous nous étions proposé ; et nous nous serons montré digne de l'approbation flatteuse dont la Faculté de médecine de Montpellier a bien voulu nous honorer par l'organe de son illustre doyen.

Monsieur,

J'ai l'honneur de vous prévenir que la Faculté de Médecine, dans sa séance du 7 mai courant, sur vos productions honorables, vous a nommé *opticien à la Faculté de Médecine de Montpellier*.

J'ai l'honneur de vous saluer,

Signé, Caizergues.

Montpellier, le 19 mai 1840.

Puisse le même accueil bienveillant être accordé par les hommes de science, à Paris ; tous nos efforts tendront à nous en rendre digne.

Paris, le   décembre 1846.

H. PHILIPPE

2 bis, RUE CHAUCHAT.

Imp. Bénard et Cie, p. du Caire, 2.